AF131260

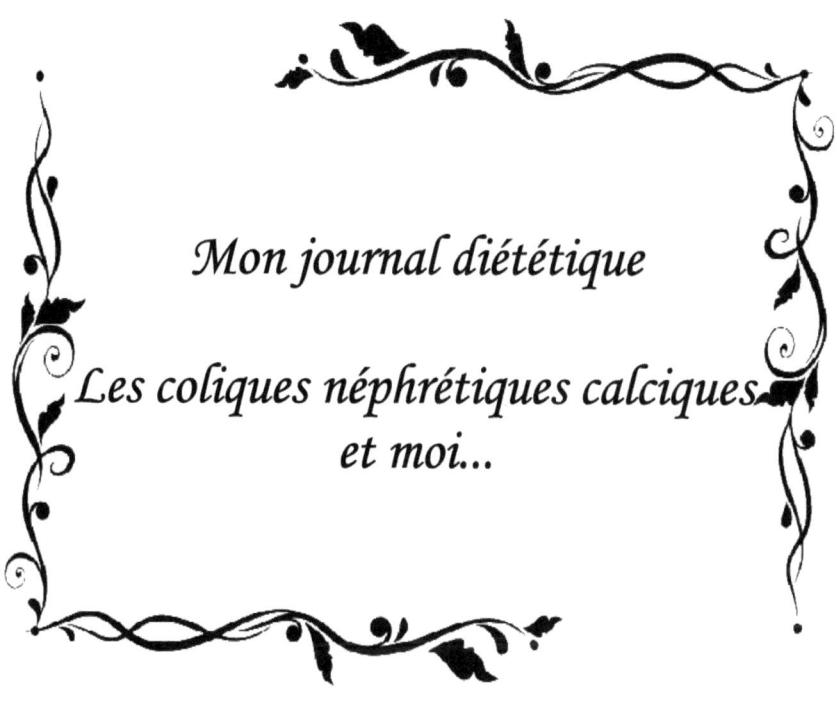

Mon journal diététique

Les coliques néphrétiques calciques et moi...

Ce journal diététique appartient à

....

Si vous l'avez trouvé, merci de l'en informer :

☎ : ....

✉ : ....

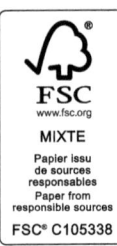

© 2021, Cédric Ménard

Edition : BoD - Books on Demand
12/14 rond-point des Champs Elysées, 75008 Paris
Imprimé par Books on Demand GmbH, Norderstedt, Allemagne
ISBN : 9782322198443
Dépôt légal : février 2021

Articles L122-4 et L-122-5 : toutes reproductions écrites, toutes impressions, toutes mises en ligne sur Internet d'une ou plusieurs pages de cet ouvrage, à usage à titre professionnel ou privé, est strictement interdit sans accord de l'auteur, conformément à la législation en vigueur, le cas échéant, des poursuites pénales seront engagés contre tous contrevenants.

Je souffre de coliques néphrétiques calciques depuis ....

....

Ma dernière crise de coliques néphrétiques date du. ....

Mon médecin traitant est le docteur ....

Je suis également suivi(e) par un médecin urologue ou néphrologue, le docteur ....

Mon/ma diététicien(ne) est ....

Mon traitement médical est le suivant : ....

....

Je souffre également de ....

....

....

Dates de mes prochains rendez-vous avec mon médecin traitant :

1- Le..à............h..............

2- Le..à............h..............

3- Le..à............h..............

Dates de mes prochains rendez-vous avec mon médecin urologue (ou néphrologue) :

1- Le..à............h..............

2- Le..à............h..............

3- Le..à............h..............

Dates de mes prochains rendez-vous avec mon/ma diététicien/ne :

1- Le..à............h..............

2- Le..à............h..............

3- Le..à............h..............

4- Le..à............h..............

Date du jour : ....

Mon petit-déjeuner

....
....

Mon déjeuner

....
....
....
....

Mon goûter

....
....

Mon dîner

....
....
....
....

Mes observations : ....
....
....
....
....
....
....
....
....

Question(s) à soumettre à mon/ma diététicien/ne : ....
....
....
....

Mon poids de ce jour : .... *Kg.*

Variation de mon poids : .... *Kg.*

Quantité de liquide (eau, thé...) de bue : .... *litre(s).*

⸎⸎⸎⸎⸎⸎

Minimal   Maximal

| 0 | 1 | 2 | 3 | 4 | 5 | 6 | 7 | 8 | 9 | 10 |

Respect des règles diététiques imposées par mes calculs rénaux

Date du jour :

Mon petit-déjeuner

....

....

Mon déjeuner

....

....

....

Mon goûter

....

....

Mon dîner

....

....

....

....

Mes observations :...

....

....

....

....

....

....

....

Question(s) à soumettre à mon/ma diététicien/ne :...........

....

....

....

Mon poids de ce jour :.. *Kg.*

Variation de mon poids :.. *Kg.*

Quantité de liquide (eau, thé...) de bue :.............*litre(s).*

❧ ❧ ❧ ❧ ❧

| Minimal | | | | | | | | | | | Maximal |

0   1   2   3   4   5   6   7   8   9   10

Respect des règles diététiques imposées par mes calculs rénaux

Date du jour :

๛ Mon petit-déjeuner ๖

๛ Mon déjeuner ๖

๛ Mon goûter ๖

๛ Mon dîner ๖

Mes observations :..
....
....
....
....
....
....
....
....

Question(s) à soumettre à mon/ma diététicien/ne :..........
....
....
....

Mon poids de ce jour :...*Kg.*

Variation de mon poids :...*Kg.*

Quantité de liquide (eau, thé...) de bue :....................*litre(s).*

Minimal   Maximal

| 0 | 1 | 2 | 3 | 4 | 5 | 6 | 7 | 8 | 9 | 10 |

Respect des règles diététiques imposées par mes calculs rénaux

Date du jour :

Mon petit-déjeuner

....

....

Mon déjeuner

....

....

....

Mon goûter

....

....

Mon dîner

....

....

....

....

Mes observations :...

....

....

....

....

....

....

....

Question(s) à soumettre à mon/ma diététicien/ne :............

....

....

....

Mon poids de ce jour :...*Kg.*

Variation de mon poids :...*Kg.*

Quantité de liquide (eau, thé...) de bue :..............*litre(s).*

⌘⌘⌘⌘⌘

Minimal   Maximal

0 1 2 3 4 5 6 7 8 9 10 ➤

Respect des règles diététiques imposées par mes calculs rénaux

Date du jour :...

❦ ✿ ❦ ✿ ❦ ✿ ❦

‽ Mon petit-déjeuner ଔ

....

....

‽ Mon déjeuner ଔ

....

....

....

‽ Mon goûter ଔ

....

....

‽ Mon dîner ଔ

....

....

....

....

Mes observations :...
....
....
....
....
....
....
....

Question(s) à soumettre à mon/ma diététicien/ne :...............
....
....
....

Mon poids de ce jour :.. *Kg.*

Variation de mon poids :... *Kg.*

Quantité de liquide (eau, thé...) de bue :.................*litre(s).*

Minimal   *Maximal*

| 0 | 1 | 2 | 3 | 4 | 5 | 6 | 7 | 8 | 9 | 10 |

Respect des règles diététiques imposées par mes calculs rénaux

Date du jour : ....

❦ ❧

୨୭ Mon petit-déjeuner ୧୦

....
....

୨୭ Mon déjeuner ୧୦

....
....
....

୨୭ Mon goûter ୧୦

....
....

୨୭ Mon dîner ୧୦

....
....
....
....

17

Mes observations :...

....

....

....

....

....

....

....

Question(s) à soumettre à mon/ma diététicien/ne :...........

....

....

....

Mon poids de ce jour :...*Kg.*

Variation de mon poids :...*Kg.*

Quantité de liquide (eau, thé...) de bue :...............*litre(s).*

Minimal   *Maximal*

| 0 | 1 | 2 | 3 | 4 | 5 | 6 | 7 | 8 | 9 | 10 |

Respect des règles diététiques imposées par mes calculs rénaux

Date du jour :...

❧ *Mon petit-déjeuner* ☙

....

....

❧ *Mon déjeuner* ☙

....

....

....

....

❧ *Mon goûter* ☙

....

....

❧ *Mon dîner* ☙

....

....

....

....

Mes observations :...

....

....

....

....

....

....

....

Question(s) à soumettre à mon/ma diététicien/ne :..............

....

....

....

Mon poids de ce jour :...*Kg.*

Variation de mon poids :...*Kg.*

Quantité de liquide (eau, thé...) de bue :.................*litre(s).*

Minimal										Maximal
0	1	2	3	4	5	6	7	8	9	10

Respect des règles diététiques imposées par mes calculs rénaux

Date du jour : ....

❧✦✦✦❧✦✦✦❧

‮ Mon petit-déjeuner ‬

....

....

‮ Mon déjeuner ‬

....

....

....

‮ Mon goûter ‬

....

....

‮ Mon dîner ‬

....

....

....

....

Mes observations :..

....

....

....

....

....

....

....

Question(s) à soumettre à mon/ma diététicien/ne :.....................

....

....

....

Mon poids de ce jour :..*Kg.*

Variation de mon poids :..*Kg.*

Quantité de liquide (eau, thé...) de bue :......................*litre(s).*

Minimal   *Maximal*

0   1   2   3   4   5   6   7   8   9   10

Respect des règles diététiques imposées par mes calculs rénaux

Date du jour :..

❦

෨ Mon petit-déjeuner ଔ

....
....

෨ Mon déjeuner ଔ

....
....
....

෨ Mon goûter ଔ

....
....

෨ Mon dîner ଔ

....
....
....
....

Mes observations :..

....

....

....

....

....

....

....

Question(s) à soumettre à mon/ma diététicien/ne :............

....

....

....

Mon poids de ce jour :.. *Kg.*

Variation de mon poids :.. *Kg.*

Quantité de liquide (eau, thé...) de bue :....................*litre(s).*

Minimal   Maximal

0 1 2 3 4 5 6 7 8 9 10

Respect des règles diététiques imposées par mes calculs rénaux

Date du jour : ....

⳼ ⳼ ⳼ ⳼ ⳼

ಶು Mon petit-déjeuner ೞ

....

....

ಶು Mon déjeuner ೞ

....

....

....

ಶು Mon goûter ೞ

....

....

ಶು Mon dîner ೞ

....

....

....

....

Mes observations :..

....

....

....

....

....

....

....

....

Question(s) à soumettre à mon/ma diététicien/ne :...............

....

....

....

Mon poids de ce jour :..*Kg.*

Variation de mon poids :...*Kg.*

Quantité de liquide (eau, thé...) de bue :...................*litre(s).*

Minimal										Maximal
0	1	2	3	4	5	6	7	8	9	10

Respect des règles diététiques imposées par mes calculs rénaux

Date du jour : ....

❧ *Mon petit-déjeuner* ☙

....

....

❧ *Mon déjeuner* ☙

....

....

....

❧ *Mon goûter* ☙

....

....

❧ *Mon dîner* ☙

....

....

....

....

Mes observations :..

....

....

....

....

....

....

....

Question(s) à soumettre à mon/ma diététicien/ne :............

....

....

....

Mon poids de ce jour :..*Kg.*

Variation de mon poids :...*Kg.*

Quantité de liquide (eau, thé...) de bue :.................*litre(s).*

Minimal   *Maximal*

0 1 2 3 4 5 6 7 8 9 10

Respect des règles diététiques imposées par mes calculs rénaux

28

Date du jour :

❧ **Mon petit-déjeuner** ☙

....

....

❧ **Mon déjeuner** ☙

....

....

....

❧ **Mon goûter** ☙

....

....

❧ **Mon dîner** ☙

....

....

....

Mes observations :...

....

....

....

....

....

....

....

Question(s) à soumettre à mon/ma diététicien/ne :...........

....

....

....

Mon poids de ce jour :...*Kg.*

Variation de mon poids :...*Kg.*

Quantité de liquide (eau, thé...) de bue :..................*litre(s).*

Minimal   *Maximal*

0 1 2 3 4 5 6 7 8 9 10

Respect des règles diététiques imposées par mes calculs rénaux

Date du jour :

········

ɞ *Mon petit-déjeuner* ʒ

···

···

ɞ *Mon déjeuner* ʒ

···

···

···

ɞ *Mon goûter* ʒ

···

···

ɞ *Mon dîner* ʒ

···

···

···

···

Mes observations :...
....
....
....
....
....
....
....
....

Question(s) à soumettre à mon/ma diététicien/ne :............
....
....
....

Mon poids de ce jour :...*Kg.*

Variation de mon poids :..*Kg.*

Quantité de liquide (eau, thé...) de bue :...................*litre(s).*

Minimal   Maximal

0   1   2   3   4   5   6   7   8   9   10

Respect des règles diététiques imposées par mes calculs rénaux

Date du jour :..

❧ ✿✿✿✿✿✿✿ ☙

❧ Mon petit-déjeuner ☙

....

....

❧ Mon déjeuner ☙

....

....

....

❧ Mon goûter ☙

....

....

❧ Mon dîner ☙

....

....

....

Mes observations :...
....
....
....
....
....
....
....

Question(s) à soumettre à mon/ma diététicien/ne :.............
....
....
....

Mon poids de ce jour :...*Kg.*

Variation de mon poids :..*Kg.*

Quantité de liquide (eau, thé...) de bue :..................*litre(s).*

Minimal   *Maximal*

0   1   2   3   4   5   6   7   8   9   10

Respect des règles diététiques imposées par mes calculs rénaux

Date du jour :

❧ Mon petit-déjeuner ☙

....
....

❧ Mon déjeuner ☙

....
....
....
....

❧ Mon goûter ☙

....
....

❧ Mon dîner ☙

....
....
....
....

Mes observations :..
....
....
....
....
....
....
....

Question(s) à soumettre à mon/ma diététicien/ne :...........
....
....
....

Mon poids de ce jour :...*Kg.*

Variation de mon poids :...*Kg.*

Quantité de liquide (eau, thé...) de bue :................*litre(s).*

Minimal   Maximal

0   1   2   3   4   5   6   7   8   9   10

Respect des règles diététiques imposées par mes calculs rénaux

Date du jour :

....

❧ Mon petit-déjeuner ☙

....

....

❧ Mon déjeuner ☙

....

....

....

❧ Mon goûter ☙

....

....

❧ Mon dîner ☙

....

....

....

Mes observations :...
....
....
....
....
....
....
....
....

Question(s) à soumettre à mon/ma diététicien/ne :............
....
....
....

Mon poids de ce jour :...*Kg.*

Variation de mon poids :...*Kg.*

Quantité de liquide (eau, thé...) de bue :..................*litre(s).*

Minimal   Maximal

0 1 2 3 4 5 6 7 8 9 10

Respect des règles diététiques imposées par mes calculs rénaux

Date du jour :

❧ **Mon petit-déjeuner** ☙

....

....

❧ **Mon déjeuner** ☙

....

....

....

❧ **Mon goûter** ☙

....

....

❧ **Mon dîner** ☙

....

....

....

....

Mes observations : ....
....
....
....
....
....
....
....

Question(s) à soumettre à mon/ma diététicien/ne : ....
....
....
....

Mon poids de ce jour : .... *Kg.*

Variation de mon poids : .... *Kg.*

Quantité de liquide (eau, thé...) de bue : .... *litre(s).*

Minimal   Maximal

0 1 2 3 4 5 6 7 8 9 10

Respect des règles diététiques imposées par mes calculs rénaux

Date du jour :

~~~~~

&. **Mon petit-déjeuner** ☙

&. **Mon déjeuner** ☙

&. **Mon goûter** ☙

&. **Mon dîner** ☙

Mes observations :..

....

....

....

....

....

....

....

Question(s) à soumettre à mon/ma diététicien/ne :............

....

....

....

Mon poids de ce jour :...*Kg.*

Variation de mon poids :...*Kg.*

Quantité de liquide (eau, thé...) de bue :.............*litre(s).*

⤜⤜⤜⤜⤜⤜⤜⤜⤜⤜⤜

Minimal   *Maximal*

0 1 2 3 4 5 6 7 8 9 10

Respect des règles diététiques imposées par mes calculs rénaux

Date du jour :...

❧

ঔ Mon petit-déjeuner স

....

....

ঔ Mon déjeuner স

....

....

....

ঔ Mon goûter স

....

....

ঔ Mon dîner স

....

....

....

....

Mes observations :..
....
....
....
....
....
....
....
....
....

Question(s) à soumettre à mon/ma diététicien/ne :..............
....
....
....

Mon poids de ce jour :...*Kg.*

Variation de mon poids :...*Kg.*

Quantité de liquide (eau, thé...) de bue :.............*litre(s).*

Minimal   Maximal

| 0 | 1 | 2 | 3 | 4 | 5 | 6 | 7 | 8 | 9 | 10 |

Respect des règles diététiques imposées par mes calculs rénaux

Date du jour :

....

❧❦❧❦❧❦

☙ Mon petit-déjeuner ❧

....

☙ Mon déjeuner ❧

....

....

....

☙ Mon goûter ❧

....

....

☙ Mon dîner ❧

....

....

....

....

Mes observations :...

....

....

....

....

....

....

....

Question(s) à soumettre à mon/ma diététicien/ne :.............

....

....

....

Mon poids de ce jour :...*Kg.*

Variation de mon poids :..*Kg.*

Quantité de liquide (eau, thé...) de bue :..............*litre(s).*

Minimal   Maximal

0 1 2 3 4 5 6 7 8 9 10

Respect des règles diététiques imposées par mes calculs rénaux

Date du jour :

⸙⸙⸙

ℰ Mon petit-déjeuner ℰ

....
....

ℰ Mon déjeuner ℰ

....
....
....

ℰ Mon goûter ℰ

....
....

ℰ Mon dîner ℰ

....
....
....
....

Mes observations :...

....

....

....

....

....

....

....

Question(s) à soumettre à mon/ma diététicien/ne :............

....

....

....

Mon poids de ce jour :...*Kg.*

Variation de mon poids :...*Kg.*

Quantité de liquide (eau, thé...) de bue :..............*litre(s).*

❧ ⚬⚬⚬⚬⚬⚬⚬⚬ ❧

| Minimal | | | | | | | | | | Maximal |

0 1 2 3 4 5 6 7 8 9 10

Respect des règles diététiques imposées par mes calculs rénaux

Date du jour :...

❧

❧ Mon petit-déjeuner ☙

....

....

❧ Mon déjeuner ☙

....

....

....

❧ Mon goûter ☙

....

....

❧ Mon dîner ☙

....

....

....

Mes observations :..

....

....

....

....

....

....

....

Question(s) à soumettre à mon/ma diététicien/ne :.............

....

....

....

Mon poids de ce jour :...*Kg.*

Variation de mon poids :..*Kg.*

Quantité de liquide (eau, thé...) de bue :.................*litre(s).*

Minimal   *Maximal*

0 1 2 3 4 5 6 7 8 9 10

Respect des règles diététiques imposées par mes calculs rénaux

Date du jour :...

❧ ❧ ❧ ❧ ❧ ❧

❧ Mon petit-déjeuner ❧

....

....

❧ Mon déjeuner ❧

....

....

....

❧ Mon goûter ❧

....

....

❧ Mon dîner ❧

....

....

....

Mes observations :..
....
....
....
....
....
....
....

Question(s) à soumettre à mon/ma diététicien/ne :............
....
....
....

Mon poids de ce jour :..*Kg.*

Variation de mon poids :..*Kg.*

Quantité de liquide (eau, thé...) de bue :.................*litre(s).*

❦❦❦❦❦❦

Minimal   Maximal

0 1 2 3 4 5 6 7 8 9 10

Respect des règles diététiques imposées par mes calculs rénaux

Date du jour :

❧ Mon petit-déjeuner ☙

....
....

❧ Mon déjeuner ☙

....
....
....
....

❧ Mon goûter ☙

....
....

❧ Mon dîner ☙

....
....
....
....

Mes observations :...
....
....
....
....
....
....
....

Question(s) à soumettre à mon/ma diététicien/ne :............
....
....
....

Mon poids de ce jour :..*Kg.*

Variation de mon poids :...*Kg.*

Quantité de liquide (eau, thé...) de bue :....................*litre(s).*

Minimal										Maximal
0	1	2	3	4	5	6	7	8	9	10

Respect des règles diététiques imposées par mes calculs rénaux

Date du jour :

❧❧❧

❧ Mon petit-déjeuner ❧

....
....

❧ Mon déjeuner ❧

....
....
....

❧ Mon goûter ❧

....
....

❧ Mon dîner ❧

....
....
....

Mes observations :..

....

....

....

....

....

....

....

....

Question(s) à soumettre à mon/ma diététicien/ne :............

....

....

....

Mon poids de ce jour :...*Kg.*

Variation de mon poids :..*Kg.*

Quantité de liquide (eau, thé...) de bue :...................*litre(s).*

Minimal   Maximal

| 0 | 1 | 2 | 3 | 4 | 5 | 6 | 7 | 8 | 9 | 10 |

Respect des règles diététiques imposées par mes calculs rénaux

Date du jour :

Mon petit-déjeuner

....

....

Mon déjeuner

....

....

....

Mon goûter

....

....

Mon dîner

....

....

....

Mes observations :...

....

....

....

....

....

....

....

Question(s) à soumettre à mon/ma diététicien/ne :............

....

....

....

Mon poids de ce jour :...*Kg.*

Variation de mon poids :..*Kg.*

Quantité de liquide (eau, thé...) de bue :....................*litre(s).*

Minimal   Maximal

0 1 2 3 4 5 6 7 8 9 10

Respect des règles diététiques imposées par mes calculs rénaux

Date du jour :

────────────────

ଈ Mon petit-déjeuner ଔ

....
....

ଈ Mon déjeuner ଔ

....
....
....
....

ଈ Mon goûter ଔ

....
....

ଈ Mon dîner ଔ

....
....
....
....

Mes observations :...

....

....

....

....

....

....

....

Question(s) à soumettre à mon/ma diététicien/ne :...........

....

....

....

Mon poids de ce jour :..*Kg.*

Variation de mon poids :...*Kg.*

Quantité de liquide (eau, thé...) de bue :...............*litre(s).*

Minimal   *Maximal*

| 0 | 1 | 2 | 3 | 4 | 5 | 6 | 7 | 8 | 9 | 10 |

Respect des règles diététiques imposées par mes calculs rénaux

Date du jour :

☙ Mon petit-déjeuner ❧

☙ Mon déjeuner ❧

☙ Mon goûter ❧

☙ Mon dîner ❧

Mes observations :...

....

....

....

....

....

....

....

....

Question(s) à soumettre à mon/ma diététicien/ne :............

....

....

....

Mon poids de ce jour :...*Kg.*

Variation de mon poids :...*Kg.*

Quantité de liquide (eau, thé...) de bue :..................*litre(s).*

❧❦❧❦❧❦❧

Minimal   Maximal

| 0 | 1 | 2 | 3 | 4 | 5 | 6 | 7 | 8 | 9 | 10 |

Respect des règles diététiques imposées par mes calculs rénaux

Date du jour :...

❧ ❧ ❧

ଚ୬ Mon petit-déjeuner ଚ୬

....

....

ଚ୬ Mon déjeuner ଚ୬

....

....

....

ଚ୬ Mon goûter ଚ୬

....

....

ଚ୬ Mon dîner ଚ୬

....

....

....

....

Mes observations :..
....
....
....
....
....
....
....
....

Question(s) à soumettre à mon/ma diététicien/ne :...........
....
....
....

Mon poids de ce jour :..*Kg.*

Variation de mon poids :...*Kg.*

Quantité de liquide (eau, thé...) de bue :.................*litre(s).*

Minimal   Maximal

0 1 2 3 4 5 6 7 8 9 10

Respect des règles diététiques imposées par mes calculs rénaux

Date du jour :...

❧ Mon petit-déjeuner ☙

....
....

❧ Mon déjeuner ☙

....
....
....
....

❧ Mon goûter ☙

....
....

❧ Mon dîner ☙

....
....
....
....

Mes observations :..

....

....

....

....

....

....

....

Question(s) à soumettre à mon/ma diététicien/ne :................

....

....

....

Mon poids de ce jour :...*Kg.*

Variation de mon poids :..*Kg.*

Quantité de liquide (eau, thé...) de bue :.................*litre(s).*

Minimal											Maximal
0	1	2	3	4	5	6	7	8	9	10	

Respect des règles diététiques imposées par mes calculs rénaux

Date du jour :..

❧ Mon petit-déjeuner ☙

....

....

❧ Mon déjeuner ☙

....

....

❧ Mon goûter ☙

....

....

❧ Mon dîner ☙

....

....

....

Mes observations :...
....
....
....
....
....
....
....
....

Question(s) à soumettre à mon/ma diététicien/ne :............
....
....
....

Mon poids de ce jour :...*Kg.*

Variation de mon poids :..*Kg.*

Quantité de liquide (eau, thé...) de bue :................*litre(s).*

Minimal   Maximal

| 0 | 1 | 2 | 3 | 4 | 5 | 6 | 7 | 8 | 9 | 10 |

Respect des règles diététiques imposées par mes calculs rénaux

Date du jour :

&cast; **Mon petit-déjeuner** &cb;

&cast; **Mon déjeuner** &cb;

&cast; **Mon goûter** &cb;

&cast; **Mon dîner** &cb;

Mes observations :...
....
....
....
....
....
....
....

Question(s) à soumettre à mon/ma diététicien/ne :...........
....
....
....

Mon poids de ce jour :...*Kg.*

Variation de mon poids :...*Kg.*

Quantité de liquide (eau, thé...) de bue :....................*litre(s).*

Minimal   Maximal

0 1 2 3 4 5 6 7 8 9 10

Respect des règles diététiques imposées par mes calculs rénaux

Date du jour :

❧ *Mon petit-déjeuner* ☙

❧ *Mon déjeuner* ☙

❧ *Mon goûter* ☙

❧ *Mon dîner* ☙

Mes observations :...
....
....
....
....
....
....
....
....

Question(s) à soumettre à mon/ma diététicien/ne :.............
....
....
....

Mon poids de ce jour :...*Kg.*

Variation de mon poids :...*Kg.*

Quantité de liquide (eau, thé...) de bue :...................*litre(s).*

Minimal										Maximal
0	1	2	3	4	5	6	7	8	9	10

Respect des règles diététiques imposées par mes calculs rénaux

Date du jour : ....

❧ *Mon petit-déjeuner* ☙

....

....

❧ *Mon déjeuner* ☙

....

....

....

....

❧ *Mon goûter* ☙

....

....

❧ *Mon dîner* ☙

....

....

....

....

Mes observations :..

....

....

....

....

....

....

....

....

Question(s) à soumettre à mon/ma diététicien/ne :...........

....

....

....

Mon poids de ce jour :.. *Kg.*

Variation de mon poids :... *Kg.*

Quantité de liquide (eau, thé...) de bue :.....................*litre(s).*

Minimal   Maximal

0   1   2   3   4   5   6   7   8   9   10

Respect des règles diététiques imposées par mes calculs rénaux

Date du jour :

⁓ Mon petit-déjeuner ⁓

....

....

⁓ Mon déjeuner ⁓

....

....

....

....

⁓ Mon goûter ⁓

....

....

⁓ Mon dîner ⁓

....

....

....

....

Mes observations :...

....

....

....

....

....

....

....

Question(s) à soumettre à mon/ma diététicien/ne :.............

....

....

....

Mon poids de ce jour :...*Kg.*

Variation de mon poids :..*Kg.*

Quantité de liquide (eau, thé...) de bue :..................*litre(s).*

❧❧❧❧❧❧

Minimal   Maximal

0 1 2 3 4 5 6 7 8 9 10

Respect des règles diététiques imposées par mes calculs rénaux

Date du jour :

❧ Mon petit-déjeuner ☙

....
....

❧ Mon déjeuner ☙

....
....
....
....

❧ Mon goûter ☙

....
....

❧ Mon dîner ☙

....
....
....
....

Mes observations :...

....

....

....

....

....

....

....

Question(s) à soumettre à mon/ma diététicien/ne :.............

....

....

....

Mon poids de ce jour :...*Kg.*

Variation de mon poids :.......................................*Kg.*

Quantité de liquide (eau, thé...) de bue :...............*litre(s).*

❧❧❧❧❧

Minimal   *Maximal*

0 1 2 3 4 5 6 7 8 9 10

Respect des règles diététiques imposées par mes calculs rénaux

Date du jour :

☙❦❧☙❦❧☙

❧ Mon petit-déjeuner ❧

....

....

❧ Mon déjeuner ❧

....

....

....

❧ Mon goûter ❧

....

....

❧ Mon dîner ❧

....

....

....

....

Mes observations :..
....
....
....
....
....
....
....
....

Question(s) à soumettre à mon/ma diététicien/ne :..............
....
....
....

Mon poids de ce jour :...*Kg.*

Variation de mon poids :...*Kg.*

Quantité de liquide (eau, thé...) de bue :................*litre(s).*

Minimal   Maximal

0 1 2 3 4 5 6 7 8 9 10

Respect des règles diététiques imposées par mes calculs rénaux

Date du jour :

❧ Mon petit-déjeuner ☙

....

....

❧ Mon déjeuner ☙

....

....

....

❧ Mon goûter ☙

....

....

❧ Mon dîner ☙

....

....

....

....

Mes observations :...
....
....
....
....
....
....
....

Question(s) à soumettre à mon/ma diététicien/ne :.............
....
....
....

Mon poids de ce jour :.. *Kg.*

Variation de mon poids :... *Kg.*

Quantité de liquide (eau, thé...) de bue :.................*litre(s).*

Minimal   Maximal

0 1 2 3 4 5 6 7 8 9 10

Respect des règles diététiques imposées par mes calculs rénaux

Date du jour :

❧ **Mon petit-déjeuner** ☙

....

....

❧ **Mon déjeuner** ☙

....

....

....

....

❧ **Mon goûter** ☙

....

....

❧ **Mon dîner** ☙

....

....

....

....

Mes observations :...

....

....

....

....

....

....

....

Question(s) à soumettre à mon/ma diététicien/ne :..............

....

....

....

Mon poids de ce jour :..*Kg.*

Variation de mon poids :...*Kg.*

Quantité de liquide (eau, thé...) de bue :.................*litre(s).*

Minimal   Maximal

0 1 2 3 4 5 6 7 8 9 10

Respect des règles diététiques imposées par mes calculs rénaux

Date du jour :

❧❧❧❧❧❧

❧ Mon petit-déjeuner ❧

❧ Mon déjeuner ❧

❧ Mon goûter ❧

❧ Mon dîner ❧

Mes observations :..
....
....
....
....
....
....
....
....

Question(s) à soumettre à mon/ma diététicien/ne :...........
....
....
....

Mon poids de ce jour :...*Kg.*

Variation de mon poids :...*Kg.*

Quantité de liquide (eau, thé...) de bue :..................*litre(s).*

Minimal   *Maximal*

| 0 | 1 | 2 | 3 | 4 | 5 | 6 | 7 | 8 | 9 | 10 |

Respect des règles diététiques imposées par mes calculs rénaux

Date du jour :

❦ Mon petit-déjeuner ❧

....

....

❦ Mon déjeuner ❧

....

....

....

❦ Mon goûter ❧

....

....

❦ Mon dîner ❧

....

....

....

....

Mes observations :..

....

....

....

....

....

....

....

Question(s) à soumettre à mon/ma diététicien/ne :...........

....

....

....

Mon poids de ce jour :..*Kg.*

Variation de mon poids :..*Kg.*

Quantité de liquide (eau, thé...) de bue :................*litre(s).*

Minimal   Maximal

0 1 2 3 4 5 6 7 8 9 10

Respect des règles diététiques imposées par mes calculs rénaux

Date du jour :

&ℭ ❧ ❧ ℭ❧

✠ Mon petit-déjeuner ✠

....

....

✠ Mon déjeuner ✠

....

....

....

....

✠ Mon goûter ✠

....

....

✠ Mon dîner ✠

....

....

....

....

Mes observations :..
....
....
....
....
....
....
....
....
....

Question(s) à soumettre à mon/ma diététicien/ne :.............
....
....
....

Mon poids de ce jour :.. *Kg.*

Variation de mon poids :.. *Kg.*

Quantité de liquide (eau, thé...) de bue :..................*litre(s).*

❦❦❦❦❦❦

Minimal   Maximal

0 1 2 3 4 5 6 7 8 9 10

Respect des règles diététiques imposées par mes calculs rénaux

Date du jour : ....

⸎⸎⸎⸎⸎⸎⸎

❧ *Mon petit-déjeuner* ☙

....
....

❧ *Mon déjeuner* ☙

....
....
....

❧ *Mon goûter* ☙

....
....

❧ *Mon dîner* ☙

....
....
....

Mes observations :...
....
....
....
....
....
....
....
....

Question(s) à soumettre à mon/ma diététicien/ne :...........
....
....
....

Mon poids de ce jour :...*Kg.*
Variation de mon poids :...*Kg.*
Quantité de liquide (eau, thé...) de bue :..................*litre(s).*

Minimal   *Maximal*

0 1 2 3 4 5 6 7 8 9 10

Respect des règles diététiques imposées par mes calculs rénaux

Date du jour : ....

~~~~~~~~~~~~~~~~

❧ Mon petit-déjeuner ☙

....

....

❧ Mon déjeuner ☙

....

....

....

❧ Mon goûter ☙

....

....

❧ Mon dîner ☙

....

....

....

....

Mes observations : ....

....

....

....

....

....

....

....

Question(s) à soumettre à mon/ma diététicien/ne : ....

....

....

....

Mon poids de ce jour : .... *Kg.*

Variation de mon poids : .... *Kg.*

Quantité de liquide (eau, thé...) de bue : ....*litre(s).*

Minimal   Maximal

0   1   2   3   4   5   6   7   8   9   10

Respect des règles diététiques imposées par mes calculs rénaux

Date du jour :

⸙ Mon petit-déjeuner ⸙

⸙ Mon déjeuner ⸙

⸙ Mon goûter ⸙

⸙ Mon dîner ⸙

Mes observations :...

....

....

....

....

....

....

....

....

Question(s) à soumettre à mon/ma diététicien/ne :...........

....

....

....

Mon poids de ce jour :..*Kg.*

Variation de mon poids :.......................................*Kg.*

Quantité de liquide (eau, thé...) de bue :..................*litre(s).*

Minimal   *Maximal*

0 1 2 3 4 5 6 7 8 9 10

Respect des règles diététiques imposées par mes calculs rénaux

Date du jour : ....

❧ ❧ ❧ ❧ ❧ ❧

❧ Mon petit-déjeuner ❧

....

....

❧ Mon déjeuner ❧

....

....

....

....

❧ Mon goûter ❧

....

....

❧ Mon dîner ❧

....

....

....

....

Mes observations :...
....
....
....
....
....
....
....
....

Question(s) à soumettre à mon/ma diététicien/ne :............
....
....
....

Mon poids de ce jour :..*Kg.*

Variation de mon poids :.....................................*Kg.*

Quantité de liquide (eau, thé...) de bue :.................*litre(s).*

Minimal   Maximal

0 1 2 3 4 5 6 7 8 9 10

Respect des règles diététiques imposées par mes calculs rénaux

Date du jour : ....

❧ *Mon petit-déjeuner* ☙

....
....

❧ *Mon déjeuner* ☙

....
....
....
....

❧ *Mon goûter* ☙

....
....

❧ *Mon dîner* ☙

....
....
....

Mes observations :...
....
....
....
....
....
....
....

Question(s) à soumettre à mon/ma diététicien/ne :..........
....
....
....

Mon poids de ce jour :.. *Kg.*

Variation de mon poids :....................................... *Kg.*

Quantité de liquide (eau, thé...) de bue :.................*litre(s).*

❧❧❧❧❧❧

Minimal   Maximal

0 1 2 3 4 5 6 7 8 9 10 ➤

Respect des règles diététiques imposées par mes calculs rénaux

Date du jour :

❧ **Mon petit-déjeuner** ☙

....
....

❧ **Mon déjeuner** ☙

....
....
....
....

❧ **Mon goûter** ☙

....
....

❧ **Mon dîner** ☙

....
....
....
....

Mes observations :..

....

....

....

....

....

....

....

....

Question(s) à soumettre à mon/ma diététicien/ne :............

....

....

....

Mon poids de ce jour :...*Kg.*

Variation de mon poids :...*Kg.*

Quantité de liquide (eau, thé...) de bue :..................*litre(s).*

Minimal										Maximal
0	1	2	3	4	5	6	7	8	9	10

Respect des règles diététiques imposées par mes calculs rénaux

Date du jour :

~~~~~~~~~~~~~~~~

ᙏ Mon petit-déjeuner ᙣ

....

....

ᙏ Mon déjeuner ᙣ

....

....

....

ᙏ Mon goûter ᙣ

....

....

ᙏ Mon dîner ᙣ

....

....

....

....

Mes observations :...
....
....
....
....
....
....
....
....

Question(s) à soumettre à mon/ma diététicien/ne :.............
....
....
....

Mon poids de ce jour :...*Kg.*

Variation de mon poids :...*Kg.*

Quantité de liquide (eau, thé...) de bue :..................*litre(s).*

Minimal   *Maximal*

| 0 | 1 | 2 | 3 | 4 | 5 | 6 | 7 | 8 | 9 | 10 |

Respect des règles diététiques imposées par mes calculs rénaux

Date du jour : ....

✤ ✤ ✤

ଛ Mon petit-déjeuner ଓ

....
....

ଛ Mon déjeuner ଓ

....
....
....
....

ଛ Mon goûter ଓ

....
....

ଛ Mon dîner ଓ

....
....
....
....

Mes observations :..

....

....

....

....

....

....

....

Question(s) à soumettre à mon/ma diététicien/ne :...........

....

....

....

Mon poids de ce jour :..*Kg.*

Variation de mon poids :..*Kg.*

Quantité de liquide (eau, thé...) de bue :................*litre(s).*

Minimal   Maximal

0 1 2 3 4 5 6 7 8 9 10

Respect des règles diététiques imposées par mes calculs rénaux

Date du jour :

....

❧ Mon petit-déjeuner ☙

....

....

❧ Mon déjeuner ☙

....

....

....

❧ Mon goûter ☙

....

....

❧ Mon dîner ☙

....

....

....

....

Mes observations :..

....

....

....

....

....

....

....

Question(s) à soumettre à mon/ma diététicien/ne :.................

....

....

....

Mon poids de ce jour :...*Kg.*

Variation de mon poids :...*Kg.*

Quantité de liquide (eau, thé...) de bue :.................*litre(s).*

❧❧❧❧❧❧

Minimal   Maximal

0 1 2 3 4 5 6 7 8 9 10

Respect des règles diététiques imposées par mes calculs rénaux

Date du jour : ....

❧ ✦✧ ❧ ✦✧ ❦

৪৩ Mon petit-déjeuner ৪৩

....

....

৪৩ Mon déjeuner ৪৩

....

....

....

৪৩ Mon goûter ৪৩

....

....

৪৩ Mon dîner ৪৩

....

....

....

....

Mes observations :...
....
....
....
....
....
....
....
....

Question(s) à soumettre à mon/ma diététicien/ne :...........
....
....
....

Mon poids de ce jour :...*Kg.*

Variation de mon poids :.......................................*Kg.*

Quantité de liquide (eau, thé...) de bue :................*litre(s).*

Minimal   Maximal

0 1 2 3 4 5 6 7 8 9 10

Respect des règles diététiques imposées par mes calculs rénaux

Date du jour :

··

&ous; Mon petit-déjeuner &ouc;

....
....

&ous; Mon déjeuner &ouc;

....
....
....

&ous; Mon goûter &ouc;

....
....

&ous; Mon dîner &ouc;

....
....
....

Mes observations : ....

....

....

....

....

....

....

....

Question(s) à soumettre à mon/ma diététicien/ne : ....

....

....

....

Mon poids de ce jour : .... *Kg.*

Variation de mon poids : .... *Kg.*

Quantité de liquide (eau, thé...) de bue : ....*litre(s).*

Minimal   *Maximal*

0 1 2 3 4 5 6 7 8 9 10

Respect des règles diététiques imposées par mes calculs rénaux

Date du jour :

❧ Mon petit-déjeuner ☙

....
....

❧ Mon déjeuner ☙

....
....
....
....

❧ Mon goûter ☙

....
....

❧ Mon dîner ☙

....
....
....
....

Mes observations :..
....
....
....
....
....
....
....
....

Question(s) à soumettre à mon/ma diététicien/ne :...............
....
....
....

Mon poids de ce jour :..*Kg.*

Variation de mon poids :..*Kg.*

Quantité de liquide (eau, thé...) de bue :...................*litre(s).*

Minimal　　　　　　　　　　　　　　*Maximal*

0 1 2 3 4 5 6 7 8 9 10

Respect des règles diététiques imposées par mes calculs rénaux

Date du jour : ....

❧ ❦ ❧ ❦ ❧ ❦

❧ *Mon petit-déjeuner* ❧

....

....

❧ *Mon déjeuner* ❧

....

....

....

❧ *Mon goûter* ❧

....

....

❧ *Mon dîner* ❧

....

....

....

Mes observations :...
....
....
....
....
....
....
....
....

Question(s) à soumettre à mon/ma diététicien/ne :............
....
....
....

Mon poids de ce jour :...*Kg.*

Variation de mon poids :..*Kg.*

Quantité de liquide (eau, thé...) de bue :................*litre(s).*

❧❧❧❧❧

Minimal   Maximal

0 1 2 3 4 5 6 7 8 9 10 ➤

Respect des règles diététiques imposées par mes calculs rénaux

Date du jour :

❧ Mon petit-déjeuner ☙

❧ Mon déjeuner ☙

❧ Mon goûter ☙

❧ Mon dîner ☙

Mes observations :..
....
....
....
....
....
....
....

Question(s) à soumettre à mon/ma diététicien/ne :...........
....
....
....

Mon poids de ce jour :..*Kg.*

Variation de mon poids :.......................................*Kg.*

Quantité de liquide (eau, thé...) de bue :.............*litre(s).*

❧✦❧✦❧✦❧

Minimal   *Maximal*

0 1 2 3 4 5 6 7 8 9 10

Respect des règles diététiques imposées par mes calculs rénaux

Date du jour :

....

ℰ Mon petit-déjeuner ℰ

....
....

ℰ Mon déjeuner ℰ

....
....
....

ℰ Mon goûter ℰ

....
....

ℰ Mon dîner ℰ

....
....
....
....

Mes observations :..

....

....

....

....

....

....

....

Question(s) à soumettre à mon/ma diététicien/ne :..............

....

....

....

Mon poids de ce jour :..*Kg.*

Variation de mon poids :...*Kg.*

Quantité de liquide (eau, thé...) de bue :.....................*litre(s).*

Minimal   Maximal

0   1   2   3   4   5   6   7   8   9   10

Respect des règles diététiques imposées par mes calculs rénaux

Date du jour :

Mon petit-déjeuner

Mon déjeuner

Mon goûter

Mon dîner

Mes observations :...
....
....
....
....
....
....
....

Question(s) à soumettre à mon/ma diététicien/ne :...........
....
....
....

Mon poids de ce jour :..*Kg.*

Variation de mon poids :...*Kg.*

Quantité de liquide (eau, thé...) de bue :..................*litre(s).*

Minimal   Maximal

0   1   2   3   4   5   6   7   8   9   10

Respect des règles diététiques imposées par mes calculs rénaux

Date du jour :

⌘

ℰ Mon petit-déjeuner ℰ

....
....

ℰ Mon déjeuner ℰ

....
....
....

ℰ Mon goûter ℰ

....
....

ℰ Mon dîner ℰ

....
....
....
....

Mes observations :..
....
....
....
....
....
....
....

Question(s) à soumettre à mon/ma diététicien/ne :...........
....
....
....

Mon poids de ce jour :.. *Kg.*

Variation de mon poids :... *Kg.*

Quantité de liquide (eau, thé...) de bue :.................*litre(s).*

Minimal										Maximal
0	1	2	3	4	5	6	7	8	9	10

Respect des règles diététiques imposées par mes calculs rénaux

Date du jour : ....

❦ *Mon petit-déjeuner* ❧

....

....

❦ *Mon déjeuner* ❧

....

....

....

....

❦ *Mon goûter* ❧

....

....

❦ *Mon dîner* ❧

....

....

....

....

Mes observations :...

....

....

....

....

....

....

....

....

Question(s) à soumettre à mon/ma diététicien/ne :...............

....

....

....

Mon poids de ce jour :...*Kg.*

Variation de mon poids :...*Kg.*

Quantité de liquide (eau, thé...) de bue :...............*litre(s).*

⁂

Minimal										Maximal
0	1	2	3	4	5	6	7	8	9	10

Respect des règles diététiques imposées par mes calculs rénaux

Date du jour :

***

ᛒ Mon petit-déjeuner ᛓ

....

....

ᛒ Mon déjeuner ᛓ

....

....

....

....

ᛒ Mon goûter ᛓ

....

....

ᛒ Mon dîner ᛓ

....

....

....

....

Mes observations :...
....
....
....
....
....
....
....
....

Question(s) à soumettre à mon/ma diététicien/ne :.............
....
....
....

Mon poids de ce jour :...*Kg.*

Variation de mon poids :..*Kg.*

Quantité de liquide (eau, thé...) de bue :................*litre(s).*

❦❦❦❦❦❦❦

Minimal   Maximal

0 1 2 3 4 5 6 7 8 9 10 →

Respect des règles diététiques imposées par mes calculs rénaux

Date du jour :

✦ Mon petit-déjeuner ✦

....
....

✦ Mon déjeuner ✦

....
....
....
....

✦ Mon goûter ✦

....
....

✦ Mon dîner ✦

....
....
....
....

Mes observations :..

....

....

....

....

....

....

Question(s) à soumettre à mon/ma diététicien/ne :..............

....

....

....

Mon poids de ce jour :...*Kg.*

Variation de mon poids :..*Kg.*

Quantité de liquide (eau, thé...) de bue :................*litre(s).*

❦

Minimal   Maximal

0   1   2   3   4   5   6   7   8   9   10 ➤

Respect des règles diététiques imposées par mes calculs rénaux

Date du jour :

✦✦✦✦✦

❧ Mon petit-déjeuner ☙

....
....

❧ Mon déjeuner ☙

....
....
....
....

❧ Mon goûter ☙

....
....

❧ Mon dîner ☙

....
....
....
....

Mes observations :..
....
....
....
....
....
....
....
....

Question(s) à soumettre à mon/ma diététicien/ne :............
....
....
....

Mon poids de ce jour :...*Kg.*

Variation de mon poids :..*Kg.*

Quantité de liquide (eau, thé...) de bue :.................*litre(s).*

Minimal   *Maximal*

0 1 2 3 4 5 6 7 8 9 10

Respect des règles diététiques imposées par mes calculs rénaux

Date du jour : ....

❦❧❦❧❦❧

❧ Mon petit-déjeuner ❦

....

....

❧ Mon déjeuner ❦

....

....

....

❧ Mon goûter ❦

....

....

❧ Mon dîner ❦

....

....

....

Mes observations :..

....

....

....

....

....

....

....

Question(s) à soumettre à mon/ma diététicien/ne :.............

....

....

....

Mon poids de ce jour :...*Kg.*

Variation de mon poids :..*Kg.*

Quantité de liquide (eau, thé...) de bue :.................*litre(s).*

Minimal   Maximal

0 1 2 3 4 5 6 7 8 9 10

Respect des règles diététiques imposées par mes calculs rénaux

Date du jour :

Mon petit-déjeuner

....

....

Mon déjeuner

....

....

....

Mon goûter

....

....

Mon dîner

....

....

....

....

Mes observations :...

....

....

....

....

....

....

....

Question(s) à soumettre à mon/ma diététicien/ne :...........

....

....

....

Mon poids de ce jour :...*Kg.*

Variation de mon poids :...*Kg.*

Quantité de liquide (eau, thé...) de bue :...............*litre(s).*

Minimal   *Maximal*

0 1 2 3 4 5 6 7 8 9 10

Respect des règles diététiques imposées par mes calculs rénaux

Date du jour :

ᔒᔕ Mon petit-déjeuner ᔕᔒ

ᔒᔕ Mon déjeuner ᔕᔒ

ᔒᔕ Mon goûter ᔕᔒ

ᔒᔕ Mon dîner ᔕᔒ

Mes observations :..

....

....

....

....

....

....

....

....

Question(s) à soumettre à mon/ma diététicien/ne :...............

....

....

....

Mon poids de ce jour :...*Kg.*

Variation de mon poids :...*Kg.*

Quantité de liquide (eau, thé...) de bue :..................*litre(s).*

Minimal   *Maximal*

0   1   2   3   4   5   6   7   8   9   10

Respect des règles diététiques imposées par mes calculs rénaux

Date du jour :...

❧ ❧ ❧

❧ Mon petit-déjeuner ☙

....

....

❧ Mon déjeuner ☙

....

....

....

❧ Mon goûter ☙

....

....

❧ Mon dîner ☙

....

....

....

Mes observations :...
....
....
....
....
....
....
....
....

Question(s) à soumettre à mon/ma diététicien/ne :............
....
....
....

Mon poids de ce jour :...*Kg.*

Variation de mon poids :..*Kg.*

Quantité de liquide (eau, thé...) de bue :................*litre(s).*

Minimal										Maximal
0	1	2	3	4	5	6	7	8	9	10

Respect des règles diététiques imposées par mes calculs rénaux

Date du jour :

∽ Mon petit-déjeuner ∾

....
....

∽ Mon déjeuner ∾

....
....
....
....

∽ Mon goûter ∾

....
....

∽ Mon dîner ∾

....
....
....
....

Mes observations : ....

....

....

....

....

....

....

....

Question(s) à soumettre à mon/ma diététicien/ne : ....

....

....

....

Mon poids de ce jour : .... *Kg.*

Variation de mon poids : .... *Kg.*

Quantité de liquide (eau, thé...) de bue : ....*litre(s).*

Minimal										Maximal
0	1	2	3	4	5	6	7	8	9	10

Respect des règles diététiques imposées par mes calculs rénaux

Date du jour :

୫ Mon petit-déjeuner ୧

....
....

୫ Mon déjeuner ୧

....
....
....

୫ Mon goûter ୧

....
....

୫ Mon dîner ୧

....
....
....
....

Mes observations :...

....

....

....

....

....

....

....

....

Question(s) à soumettre à mon/ma diététicien/ne :............

....

....

....

Mon poids de ce jour :...*Kg.*

Variation de mon poids :..*Kg.*

Quantité de liquide (eau, thé...) de bue :..................*litre(s).*

Minimal   *Maximal*

0   1   2   3   4   5   6   7   8   9   10

Respect des règles diététiques imposées par mes calculs rénaux

Date du jour :

❧ Mon petit-déjeuner ☙

....

....

❧ Mon déjeuner ☙

....

....

....

❧ Mon goûter ☙

....

....

❧ Mon dîner ☙

....

....

....

Mes observations :...
....
....
....
....
....
....
....
....

Question(s) à soumettre à mon/ma diététicien/ne :...........
....
....
....

Mon poids de ce jour :...*Kg.*

Variation de mon poids :...*Kg.*

Quantité de liquide (eau, thé...) de bue :.................*litre(s).*

Minimal   Maximal

0 1 2 3 4 5 6 7 8 9 10

Respect des règles diététiques imposées par mes calculs rénaux

Date du jour :..

❧ **Mon petit-déjeuner** ☙

....
....

❧ **Mon déjeuner** ☙

....
....
....

❧ **Mon goûter** ☙

....
....

❧ **Mon dîner** ☙

....
....
....
....

Mes observations :...

....

....

....

....

....

....

....

Question(s) à soumettre à mon/ma diététicien/ne :...........

....

....

....

Mon poids de ce jour :...*Kg.*

Variation de mon poids :...*Kg.*

Quantité de liquide (eau, thé...) de bue :..................*litre(s).*

Minimal   Maximal

0   1   2   3   4   5   6   7   8   9   10

Respect des règles diététiques imposées par mes calculs rénaux

Date du jour :

❧ Mon petit-déjeuner ☙

❧ Mon déjeuner ☙

❧ Mon goûter ☙

❧ Mon dîner ☙

Mes observations :..
....
....
....
....
....
....
....
....

Question(s) à soumettre à mon/ma diététicien/ne :.............
....
....
....

Mon poids de ce jour :..*Kg.*

Variation de mon poids :...*Kg.*

Quantité de liquide (eau, thé...) de bue :.....................*litre(s).*

❧❧❧❧❧❧

Minimal   *Maximal*

0   1   2   3   4   5   6   7   8   9   10

Respect des règles diététiques imposées par mes calculs rénaux

Date du jour : ....

❧ ✿❧✿❧✿ ❧

✌ Mon petit-déjeuner ✊

....

....

✌ Mon déjeuner ✊

....

....

....

✌ Mon goûter ✊

....

....

✌ Mon dîner ✊

....

....

....

Mes observations :...
....
....
....
....
....
....
....
....

Question(s) à soumettre à mon/ma diététicien/ne :...........
....
....
....

Mon poids de ce jour :..*Kg.*

Variation de mon poids :.......................................*Kg.*

Quantité de liquide (eau, thé...) de bue :.................*litre(s).*

Minimal   Maximal

| 0 | 1 | 2 | 3 | 4 | 5 | 6 | 7 | 8 | 9 | 10 |

Respect des règles diététiques imposées par mes calculs rénaux

Date du jour :

❧ Mon petit-déjeuner ☙

....

....

❧ Mon déjeuner ☙

....

....

....

....

❧ Mon goûter ☙

....

....

❧ Mon dîner ☙

....

....

....

....

Mes observations :..
....
....
....
....
....
....
....
....

Question(s) à soumettre à mon/ma diététicien/ne :..............
....
....
....

Mon poids de ce jour :..*Kg.*

Variation de mon poids :...*Kg.*

Quantité de liquide (eau, thé...) de bue :................*litre(s).*

❧❧❧❧❧

Minimal   *Maximal*

0 1 2 3 4 5 6 7 8 9 10 ➤

Respect des règles diététiques imposées par mes calculs rénaux

Date du jour : ....

❦ ❦ ❦

℘ Mon petit-déjeuner ℃

....

....

℘ Mon déjeuner ℃

....

....

....

....

℘ Mon goûter ℃

....

....

℘ Mon dîner ℃

....

....

....

....

Mes observations :..
....
....
....
....
....
....
....
....

Question(s) à soumettre à mon/ma diététicien/ne :.............
....
....
....

Mon poids de ce jour :...*Kg.*

Variation de mon poids :...*Kg.*

Quantité de liquide (eau, thé...) de bue :..................*litre(s).*

Minimal   *Maximal*

0	1	2	3	4	5	6	7	8	9	10

Respect des règles diététiques imposées par mes calculs rénaux

Date du jour :

❧ **Mon petit-déjeuner** ☙

....
....

❧ **Mon déjeuner** ☙

....
....
....

❧ **Mon goûter** ☙

....
....

❧ **Mon dîner** ☙

....
....
....

Mes observations :...

....

....

....

....

....

....

....

Question(s) à soumettre à mon/ma diététicien/ne :................

....

....

....

Mon poids de ce jour :..*Kg.*

Variation de mon poids :..*Kg.*

Quantité de liquide (eau, thé...) de bue :...................*litre(s).*

Minimal   *Maximal*

| 0 | 1 | 2 | 3 | 4 | 5 | 6 | 7 | 8 | 9 | 10 |

Respect des règles diététiques imposées par mes calculs rénaux

Date du jour :

~ Mon petit-déjeuner ~

....

....

~ Mon déjeuner ~

....

....

....

....

~ Mon goûter ~

....

....

~ Mon dîner ~

....

....

....

....

Mes observations :..

....

....

....

....

....

....

....

Question(s) à soumettre à mon/ma diététicien/ne :...............

....

....

....

Mon poids de ce jour :...*Kg.*

Variation de mon poids :...*Kg.*

Quantité de liquide (eau, thé...) de bue :...............*litre(s).*

Minimal   *Maximal*

0 1 2 3 4 5 6 7 8 9 10

Respect des règles diététiques imposées par mes calculs rénaux

Date du jour :

⁂

๛ Mon petit-déjeuner ૭

๛ Mon déjeuner ૭

๛ Mon goûter ૭

๛ Mon dîner ૭

Mes observations :...

....

....

....

....

....

....

....

....

Question(s) à soumettre à mon/ma diététicien/ne :...............

....

....

....

Mon poids de ce jour :...*Kg.*

Variation de mon poids :...*Kg.*

Quantité de liquide (eau, thé...) de bue :................*litre(s).*

Minimal   Maximal

| 0 | 1 | 2 | 3 | 4 | 5 | 6 | 7 | 8 | 9 | 10 |

Respect des règles diététiques imposées par mes calculs rénaux

Date du jour :

❧ Mon petit-déjeuner ☙

....

....

❧ Mon déjeuner ☙

....

....

....

❧ Mon goûter ☙

....

....

❧ Mon dîner ☙

....

....

....

....

Mes observations :...

....

....

....

....

....

....

....

....

Question(s) à soumettre à mon/ma diététicien/ne :...............

....

....

....

Mon poids de ce jour :..*Kg.*

Variation de mon poids :..*Kg.*

Quantité de liquide (eau, thé...) de bue :.................*litre(s).*

Minimal   Maximal

0   1   2   3   4   5   6   7   8   9   10

Respect des règles diététiques imposées par mes calculs rénaux

Date du jour :

❧ **Mon petit-déjeuner** ☙

....

....

❧ **Mon déjeuner** ☙

....

....

....

❧ **Mon goûter** ☙

....

....

❧ **Mon dîner** ☙

....

....

....

....

Mes observations : ....

....

....

....

....

....

....

Question(s) à soumettre à mon/ma diététicien/ne : ....

....

....

....

Mon poids de ce jour : .... *Kg.*

Variation de mon poids : .... *Kg.*

Quantité de liquide (eau, thé...) de bue : ....*litre(s).*

Minimal   Maximal

0 1 2 3 4 5 6 7 8 9 10

Respect des règles diététiques imposées par mes calculs rénaux

Date du jour :

❧❦❧❦❧❦❧

❧ Mon petit-déjeuner ❧

....
....

❧ Mon déjeuner ❧

....
....
....
....

❧ Mon goûter ❧

....
....

❧ Mon dîner ❧

....
....
....
....

Mes observations :..

....

....

....

....

....

....

....

....

Question(s) à soumettre à mon/ma diététicien/ne :.............

....

....

....

Mon poids de ce jour :...*Kg.*

Variation de mon poids :..*Kg.*

Quantité de liquide (eau, thé...) de bue :...............*litre(s).*

Minimal   Maximal

0 1 2 3 4 5 6 7 8 9 10

Respect des règles diététiques imposées par mes calculs rénaux

Date du jour : ....

❦ ❧

❧ Mon petit-déjeuner ❧

....

....

❧ Mon déjeuner ❧

....

....

....

❧ Mon goûter ❧

....

....

❧ Mon dîner ❧

....

....

....

....

Mes observations :...
....
....
....
....
....
....
....
....

Question(s) à soumettre à mon/ma diététicien/ne :............
....
....
....

Mon poids de ce jour :...*Kg.*

Variation de mon poids :..*Kg.*

Quantité de liquide (eau, thé...) de bue :...................*litre(s).*

Minimal   Maximal

0   1   2   3   4   5   6   7   8   9   10

Respect des règles diététiques imposées par mes calculs rénaux

Date du jour :

ഇ Mon petit-déjeuner ര

....

....

ഇ Mon déjeuner ര

....

....

....

....

ഇ Mon goûter ര

....

....

ഇ Mon dîner ര

....

....

....

....

Mes observations :..
....
....
....
....
....
....
....
....

Question(s) à soumettre à mon/ma diététicien/ne :............
....
....
....

Mon poids de ce jour :...*Kg.*

Variation de mon poids :......................................*Kg.*

Quantité de liquide (eau, thé...) de bue :.............*litre(s).*

Minimal   *Maximal*

0 1 2 3 4 5 6 7 8 9 10

Respect des règles diététiques imposées par mes calculs rénaux

Date du jour :

✠ Mon petit-déjeuner ✠

✠ Mon déjeuner ✠

✠ Mon goûter ✠

✠ Mon dîner ✠

Mes observations :...

....

....

....

....

....

....

....

....

Question(s) à soumettre à mon/ma diététicien/ne :...........

....

....

....

Mon poids de ce jour :...*Kg.*

Variation de mon poids :..*Kg.*

Quantité de liquide (eau, thé...) de bue :...............*litre(s).*

Minimal										Maximal
0	1	2	3	4	5	6	7	8	9	10

Respect des règles diététiques imposées par mes calculs rénaux

Date du jour :

❧ Mon petit-déjeuner ☙

....

....

❧ Mon déjeuner ☙

....

....

....

....

❧ Mon goûter ☙

....

....

❧ Mon dîner ☙

....

....

....

....

Mes observations :..
....
....
....
....
....
....
....
....

Question(s) à soumettre à mon/ma diététicien/ne :............
....
....
....

Mon poids de ce jour :...*Kg.*

Variation de mon poids :...*Kg.*

Quantité de liquide (eau, thé...) de bue :................*litre(s).*

Minimal   Maximal

0 1 2 3 4 5 6 7 8 9 10

Respect des règles diététiques imposées par mes calculs rénaux

Date du jour :

𝕮𝟐𝖗𝖔𝟐𝖗𝖔𝟐𝖔

❧ Mon petit-déjeuner ☙

....
....

❧ Mon déjeuner ☙

....
....
....

❧ Mon goûter ☙

....
....

❧ Mon dîner ☙

....
....
....

Mes observations :..
....
....
....
....
....
....
....

Question(s) à soumettre à mon/ma diététicien/ne :..............
....
....
....

Mon poids de ce jour :...*Kg.*

Variation de mon poids :...*Kg.*

Quantité de liquide (eau, thé...) de bue :...................*litre(s).*

Minimal   *Maximal*

0   1   2   3   4   5   6   7   8   9   10

Respect des règles diététiques imposées par mes calculs rénaux

Date du jour :

❧ Mon petit-déjeuner ☙

....
....

❧ Mon déjeuner ☙

....
....
....
....

❧ Mon goûter ☙

....
....

❧ Mon dîner ☙

....
....
....
....

Mes observations : ....
....
....
....
....
....
....
....
....
....

Question(s) à soumettre à mon/ma diététicien/ne : ....
....
....
....

Mon poids de ce jour : .... *Kg.*

Variation de mon poids : .... *Kg.*

Quantité de liquide (eau, thé...) de bue : ....*litre(s).*

෧ඁ෧෨ඁ෨෧ඁ෧

Minimal   *Maximal*

0 1 2 3 4 5 6 7 8 9 10 ➤

Respect des règles diététiques imposées par mes calculs rénaux

Date du jour : ....

❧ *Mon petit-déjeuner* ☙

....
....

❧ *Mon déjeuner* ☙

....
....
....
....

❧ *Mon goûter* ☙

....
....

❧ *Mon dîner* ☙

....
....
....

Mes observations :..

....

....

....

....

....

....

....

Question(s) à soumettre à mon/ma diététicien/ne :...........

....

....

....

Mon poids de ce jour :..*Kg.*

Variation de mon poids :..*Kg.*

Quantité de liquide (eau, thé...) de bue :..................*litre(s).*

Minimal										Maximal
0	1	2	3	4	5	6	7	8	9	10

Respect des règles diététiques imposées par mes calculs rénaux

Date du jour :...

✏ Mon petit-déjeuner ✐

....

....

✏ Mon déjeuner ✐

....

....

....

....

✏ Mon goûter ✐

....

....

✏ Mon dîner ✐

....

....

....

....

Mes observations :...
....
....
....
....
....
....
....

Question(s) à soumettre à mon/ma diététicien/ne :...........
....
....
....

Mon poids de ce jour :...*Kg.*

Variation de mon poids :...*Kg.*

Quantité de liquide (eau, thé...) de bue :....................*litre(s).*

Minimal   *Maximal*

0 1 2 3 4 5 6 7 8 9 10

Respect des règles diététiques imposées par mes calculs rénaux

Date du jour :

Mon petit-déjeuner

Mon déjeuner

Mon goûter

Mon dîner

Mes observations :..

....

....

....

....

....

....

....

....

Question(s) à soumettre à mon/ma diététicien/ne :...............

....

....

....

Mon poids de ce jour :...*Kg.*

Variation de mon poids :...*Kg.*

Quantité de liquide (eau, thé...) de bue :.................*litre(s).*

Minimal   Maximal

0   1   2   3   4   5   6   7   8   9   10

Respect des règles diététiques imposées par mes calculs rénaux

Date du jour :

≈⚜≈⚜≈⚜≈

✤ Mon petit-déjeuner ✤

....

....

✤ Mon déjeuner ✤

....

....

....

✤ Mon goûter ✤

....

....

✤ Mon dîner ✤

....

....

....

Mes observations : ....

....

....

....

....

....

....

....

Question(s) à soumettre à mon/ma diététicien/ne : ....

....

....

....

Mon poids de ce jour : ....*Kg.*

Variation de mon poids : ....*Kg.*

Quantité de liquide (eau, thé...) de bue : ....*litre(s).*

Minimal   *Maximal*

| 0 | 1 | 2 | 3 | 4 | 5 | 6 | 7 | 8 | 9 | 10 |

Respect des règles diététiques imposées par mes calculs rénaux

Date du jour :

❧ **Mon petit-déjeuner** ☙

....

....

❧ **Mon déjeuner** ☙

....

....

....

....

❧ **Mon goûter** ☙

....

....

❧ **Mon dîner** ☙

....

....

....

....

Mes observations : ....
....
....
....
....
....
....

Question(s) à soumettre à mon/ma diététicien/ne : ....
....
....
....

Mon poids de ce jour : .... *Kg.*

Variation de mon poids : .... *Kg.*

Quantité de liquide (eau, thé...) de bue : ....*litre(s).*

❦❦❦❦❦❦

Minimal   *Maximal*

0 1 2 3 4 5 6 7 8 9 10

Respect des règles diététiques imposées par mes calculs rénaux

Date du jour :

❧ *Mon petit-déjeuner* ☙

....
....

❧ *Mon déjeuner* ☙

....
....
....
....

❧ *Mon goûter* ☙

....
....

❧ *Mon dîner* ☙

....
....
....
....

Mes observations :...

....

....

....

....

....

....

....

....

....

Question(s) à soumettre à mon/ma diététicien/ne :...........

....

....

....

Mon poids de ce jour :...*Kg.*

Variation de mon poids :...*Kg.*

Quantité de liquide (eau, thé...) de bue :..................*litre(s).*

Minimal   *Maximal*

0   1   2   3   4   5   6   7   8   9   10

Respect des règles diététiques imposées par mes calculs rénaux

Date du jour :

❧ Mon petit-déjeuner ☙

....

....

❧ Mon déjeuner ☙

....

....

....

....

❧ Mon goûter ☙

....

....

❧ Mon dîner ☙

....

....

....

....

Mes observations :..

....

....

....

....

....

....

....

....

Question(s) à soumettre à mon/ma diététicien/ne :............

....

....

....

Mon poids de ce jour :..*Kg.*

Variation de mon poids :..*Kg.*

Quantité de liquide (eau, thé...) de bue :.................*litre(s).*

Minimal   *Maximal*

0   1   2   3   4   5   6   7   8   9   10

Respect des règles diététiques imposées par mes calculs rénaux

Date du jour :..

❧ Mon petit-déjeuner ☙

....
....

❧ Mon déjeuner ☙

....
....
....
....

❧ Mon goûter ☙

....
....

❧ Mon dîner ☙

....
....
....
....

Mes observations :..
....
....
....
....
....
....
....

Question(s) à soumettre à mon/ma diététicien/ne :...........
....
....
....

Mon poids de ce jour :...*Kg.*

Variation de mon poids :...*Kg.*

Quantité de liquide (eau, thé...) de bue :...................*litre(s).*

Minimal   *Maximal*

0 1 2 3 4 5 6 7 8 9 10

Respect des règles diététiques imposées par mes calculs rénaux

Date du jour : ....

& *Mon petit-déjeuner* *&*

....

....

& *Mon déjeuner* *&*

....

....

....

....

& *Mon goûter* *&*

....

....

& *Mon dîner* *&*

....

....

....

....

Mes observations :...

....

....

....

....

....

....

....

....

Question(s) à soumettre à mon/ma diététicien/ne :..............

....

....

....

Mon poids de ce jour :..*Kg.*

Variation de mon poids :..*Kg.*

Quantité de liquide (eau, thé...) de bue :..................*litre(s).*

❦

Minimal   *Maximal*

0   1   2   3   4   5   6   7   8   9   10

Respect des règles diététiques imposées par mes calculs rénaux

Date du jour : ....

❧ *Mon petit-déjeuner* ☙

....
....

❧ *Mon déjeuner* ☙

....
....
....
....

❧ *Mon goûter* ☙

....
....

❧ *Mon dîner* ☙

....
....
....
....

Mes observations :..

....

....

....

....

....

....

....

Question(s) à soumettre à mon/ma diététicien/ne :............

....

....

....

Mon poids de ce jour :...*Kg.*

Variation de mon poids :..*Kg.*

Quantité de liquide (eau, thé...) de bue :...................*litre(s).*

Minimal   Maximal

0 1 2 3 4 5 6 7 8 9 10

Respect des règles diététiques imposées par mes calculs rénaux

Date du jour :

❧ Mon petit-déjeuner ☙

❧ Mon déjeuner ☙

❧ Mon goûter ☙

❧ Mon dîner ☙

Mes observations :..
....
....
....
....
....
....
....

Question(s) à soumettre à mon/ma diététicien/ne :..........
....
....
....

Mon poids de ce jour :..*Kg.*

Variation de mon poids :..*Kg.*

Quantité de liquide (eau, thé...) de bue :..............*litre(s).*

Minimal   Maximal

0 1 2 3 4 5 6 7 8 9 10

Respect des règles diététiques imposées par mes calculs rénaux

Date du jour :

❧ **Mon petit-déjeuner** ☙

....
....

❧ **Mon déjeuner** ☙

....
....
....

❧ **Mon goûter** ☙

....
....

❧ **Mon dîner** ☙

....
....
....

Mes observations :...
....
....
....
....
....
....
....
....

Question(s) à soumettre à mon/ma diététicien/ne :..............
....
....
....

Mon poids de ce jour :...*Kg.*

Variation de mon poids :...*Kg.*

Quantité de liquide (eau, thé...) de bue :...................*litre(s).*

Minimal   *Maximal*

0 1 2 3 4 5 6 7 8 9 10

Respect des règles diététiques imposées par mes calculs rénaux

Date du jour :

❧❧❧

❧ Mon petit-déjeuner ❧

....

....

❧ Mon déjeuner ❧

....

....

....

....

❧ Mon goûter ❧

....

....

❧ Mon dîner ❧

....

....

....

....

Mes observations :...
....
....
....
....
....
....
....
....

Question(s) à soumettre à mon/ma diététicien/ne :.............
....
....
....

Mon poids de ce jour :..*Kg.*

Variation de mon poids :...*Kg.*

Quantité de liquide (eau, thé...) de bue :..................*litre(s).*

Minimal   *Maximal*

0 1 2 3 4 5 6 7 8 9 10

Respect des règles diététiques imposées par mes calculs rénaux

Date du jour : ....

∞⁓⁓⁓⁓⁓∞

⟶ *Mon petit-déjeuner* ⟵

....
....

⟶ *Mon déjeuner* ⟵

....
....
....
....

⟶ *Mon goûter* ⟵

....
....

⟶ *Mon dîner* ⟵

....
....
....
....

Mes observations :..

....

....

....

....

....

....

....

Question(s) à soumettre à mon/ma diététicien/ne :...............

....

....

....

Mon poids de ce jour :...*Kg.*

Variation de mon poids :...*Kg.*

Quantité de liquide (eau, thé...) de bue :......................*litre(s).*

Minimal   *Maximal*

| 0 | 1 | 2 | 3 | 4 | 5 | 6 | 7 | 8 | 9 | 10 |

Respect des règles diététiques imposées par mes calculs rénaux

Date du jour :

⁘

🙰 Mon petit-déjeuner 🙰

🙰 Mon déjeuner 🙰

🙰 Mon goûter 🙰

🙰 Mon dîner 🙰

Mes observations :..

....

....

....

....

....

....

....

....

Question(s) à soumettre à mon/ma diététicien/ne :.............

....

....

....

Mon poids de ce jour :...*Kg.*

Variation de mon poids :..*Kg.*

Quantité de liquide (eau, thé...) de bue :.................*litre(s).*

❧ ❧ ❧ ❧ ❧

Minimal   *Maximal*

0 1 2 3 4 5 6 7 8 9 10 ➜

Respect des règles diététiques imposées par mes calculs rénaux

Date du jour :

⚜ Mon petit-déjeuner ⚜

⚜ Mon déjeuner ⚜

⚜ Mon goûter ⚜

⚜ Mon dîner ⚜

Mes observations :...
....
....
....
....
....
....
....

Question(s) à soumettre à mon/ma diététicien/ne :..............
....
....
....

Mon poids de ce jour :...*Kg.*

Variation de mon poids :..*Kg.*

Quantité de liquide (eau, thé...) de bue :....................*litre(s).*

Minimal   Maximal

0 1 2 3 4 5 6 7 8 9 10

Respect des règles diététiques imposées par mes calculs rénaux

Date du jour : ....

❧ Mon petit-déjeuner ❦

....
....

❧ Mon déjeuner ❦

....
....
....

❧ Mon goûter ❦

....
....

❧ Mon dîner ❦

....
....
....
....

Mes observations :...

....

....

....

....

....

....

....

Question(s) à soumettre à mon/ma diététicien/ne :...........

....

....

....

Mon poids de ce jour :..*Kg.*

Variation de mon poids :.......................................*Kg.*

Quantité de liquide (eau, thé...) de bue :...............*litre(s).*

Minimal   *Maximal*

| 0 | 1 | 2 | 3 | 4 | 5 | 6 | 7 | 8 | 9 | 10 |

Respect des règles diététiques imposées par mes calculs rénaux

Date du jour :

✠ Mon petit-déjeuner ✠

✠ Mon déjeuner ✠

✠ Mon goûter ✠

✠ Mon dîner ✠

Mes observations :..
....
....
....
....
....
....
....

Question(s) à soumettre à mon/ma diététicien/ne :...........
....
....
....

Mon poids de ce jour :..*Kg.*

Variation de mon poids :..*Kg.*

Quantité de liquide (eau, thé...) de bue :...............*litre(s).*

Minimal   *Maximal*

| 0 | 1 | 2 | 3 | 4 | 5 | 6 | 7 | 8 | 9 | 10 |

Respect des règles diététiques imposées par mes calculs rénaux

Date du jour :

Mon petit-déjeuner

....
....

Mon déjeuner

....
....
....
....

Mon goûter

....
....

Mon dîner

....
....
....
....

Mes observations :...
....
....
....
....
....
....
....
....

Question(s) à soumettre à mon/ma diététicien/ne :...............
....
....
....

Mon poids de ce jour :...*Kg.*

Variation de mon poids :...*Kg.*

Quantité de liquide (eau, thé...) de bue :...................*litre(s).*

Minimal　　　　　　　　　　　　　　　　　　　　*Maximal*

| 0 | 1 | 2 | 3 | 4 | 5 | 6 | 7 | 8 | 9 | 10 |

Respect des règles diététiques imposées par mes calculs rénaux

Mes autres ouvrages traitant de la diététique des coliques néphrétiques calciques

Quelle alimentation pour les coliques néphrétiques calciques ?
Recettes et menus pour les coliques néphrétiques calciques.
Menus de printemps pour les coliques néphrétiques calciques.
Menus d'été pour les coliques néphrétiques calciques.
Menus d'automne pour les coliques néphrétiques calciques.
Menus d'hiver pour les coliques néphrétiques calciques.
Dictionnaire alimentaire des coliques néphrétiques calciques.
Le B.a.-ba de la diététique
pour les coliques néphrétiques calciques.
Dictionnaire des modes de cuissons et de conservation
des aliments pour les coliques néphrétiques calciques.
Mon livre de recettes pour les coliques néphrétiques calciques.

Retrouvez dans la collection
« Ma vie par écrit »
Les ouvrages de Nicole BOSSY

Le journal de mes invitations
Le journal de mes souvenirs d'enfance
Le journal de ma thérapie
Le journal de mes voyages
Le journal de mes sorties culturelles
Le journal de mes balades et randonnées
Le journal de mes sorties au restaurant
Le journal de mes musiques préférées
Le journal des phrases et citations que j'aime